Febronie Mushimiyimana
Lisine Tuyisenge

Conceber um modelo de transição para jovens adultos que vivem com VIH seguido

Febronie Mushimiyimana
Lisine Tuyisenge

Conceber um modelo de transição para jovens adultos que vivem com VIH seguido

ScienciaScripts

Imprint

Any brand names and product names mentioned in this book are subject to trademark, brand or patent protection and are trademarks or registered trademarks of their respective holders. The use of brand names, product names, common names, trade names, product descriptions etc. even without a particular marking in this work is in no way to be construed to mean that such names may be regarded as unrestricted in respect of trademark and brand protection legislation and could thus be used by anyone.

Cover image: www.ingimage.com

This book is a translation from the original published under ISBN 978-620-2-01322-2.

Publisher:
Sciencia Scripts
is a trademark of
Dodo Books Indian Ocean Ltd. and OmniScriptum S.R.L publishing group

120 High Road, East Finchley, London, N2 9ED, United Kingdom
Str. Armeneasca 28/1, office 1, Chisinau MD-2012, Republic of Moldova, Europe
Printed at: see last page
ISBN: 978-620-7-61515-5

Índice

RESUMO

Antecedentes: Com a introdução da terapia antirretroviral (TARV) em todo o mundo, as crianças infectadas por via perinatal estão a sobreviver até à idade adulta, o que criou a necessidade de fazer a transição dos jovens infectados pelo VIH das clínicas pediátricas para os cuidados para adultos. A preparação para a transição envolve os doentes, os pais e os prestadores de cuidados de saúde, preparando os adolescentes e os jovens adultos com bastante antecedência para passarem dos cuidados pediátricos para os cuidados para adultos e preparando os serviços para os receberem. Atualmente, não existem programas ou protocolos de transição em nenhuma clínica pediátrica de VIH no Ruanda. Em 2014, a clínica pediátrica de VIH do Hospital Universitário de Kigali (CHUK) planeou transferir adolescentes e jovens adultos para clínicas de adultos, começando pelos mais velhos. O nosso objetivo era avaliar a prontidão para a transição dos jovens adultos, uma vez que seriam os primeiros a ser transferidos, e depois desenvolver uma lista de verificação da prontidão e um modelo de transição.

Objetivo: Este estudo teve como objetivo avaliar a preparação para a transição dos jovens adultos infectados pelo VIH que frequentam a clínica pediátrica de VIH do CHUK e desenvolver um protocolo de transição.

Métodos: Este foi um estudo qualitativo. O investigador conduziu uma entrevista individual e aberta de jovens adultos e prestadores de cuidados de saúde, com a duração de 20 minutos. As entrevistas foram efectuadas em Kinyarwanda, gravadas em áudio e depois transcritas. As transcrições foram traduzidas de Kinyarwanda para inglês pelo investigador. Utilizámos a abordagem da teoria fundamentada para a análise dos dados; as transcrições foram codificadas e, em seguida, os códigos foram agrupados em conceitos e, depois, em categorias.

Resultados: Entrevistámos 14 participantes, incluindo 10 jovens adultos e 4 prestadores de cuidados de saúde. A idade média dos jovens adultos era de 21 anos (variando entre 20 e 24) e a maioria era do sexo masculino. Todos os 4 prestadores de cuidados de saúde eram do sexo feminino. Identificámos 4 categorias principais: comportamentos de autogestão, prontidão para assumir responsabilidades, barreiras à transição e prontidão para a transição. Quase todos os jovens adultos tinham adquirido conhecimentos sobre o VIH, mas poucos eram capazes de dizer o nome dos seus comprimidos ou a dosagem. Quase todos os jovens adultos iam buscar os seus medicamentos. As barreiras identificadas à transição foram: medo de perder a relação com os prestadores de cuidados de saúde, medo do novo ambiente e medo do estigma na clínica de adultos. Estes resultados foram utilizados para desenvolver uma lista de controlo de preparação para a transição e um modelo de transição.

Conclusões: Verificámos que, apesar de os jovens adultos estarem a assumir a responsabilidade pela gestão dos seus cuidados de saúde, ainda precisam de conhecimentos adicionais relacionados com o seu regime de medicamentos. Identificámos potenciais barreiras à transição que têm de ser resolvidas antes de se iniciar o processo de transição. A perceção da prontidão dos jovens adultos para a transição dos cuidados de saúde foi baixa, o que pode ser resolvido através da implementação de um protocolo de transição.

PALAVRAS-CHAVE: Jovens adultos, Transição para a clínica de adultos, VIH, prontidão para a transição dos cuidados

ABREVIATURAS

AIDS: Acquired Immune Deficiency Syndrome

ART: Antiretroviral Therapy

ARV: Antiretroviral

CD4: Cluster of Differentiation 4

HIV: Human Immunodeficiency Virus

IRB: Institution Review Board

MOH: Ministry of Health

SSA: Sub-Saharan Africa

STD: Sexually Transmitted Disease

TRACK: Transition Readiness Assessment Checklist and model for young adults living with HIV in University Teaching Hospital of Kigali

TRAC: Treatment and Research AIDS Center

TDF: Tenofovir

UK: United Kingdom

UNAIDS: United Nations Programme on HIV/AIDS

US: United States

CHUK: University Teaching Hospital of Kigali

WHO: World Health Organization

Chapter 1: INTRODUÇÃO

1.1. Antecedentes

A introdução da terapêutica antirretroviral em todo o mundo diminuiu significativamente a mortalidade pediátrica causada pelo VIH/SIDA (4). Como resultado, mais crianças infectadas pelo VIH estão a sobreviver até à idade adulta, o que criou a necessidade de fazer a transição dos jovens infectados pelo VIH das clínicas pediátricas para os cuidados dos adultos (5). A investigação publicada sobre a transição de jovens infectados com VIH é limitada, particularmente na África subsaariana. Atualmente, não existem programas ou protocolos de transição em nenhuma clínica pediátrica de VIH no Ruanda. Por conseguinte, existe uma lacuna que precisa de ser preenchida à medida que a população pediátrica do Ruanda infetada pelo VIH amadurece para a idade adulta. No nosso projeto, pretendemos desenvolver um modelo de transição para jovens infectados pelo VIH e analisar os resultados utilizando métodos de investigação qualitativos e quantitativos. Os resultados deste estudo serão partilhados com as principais partes interessadas, incluindo o Ministério da Saúde, e apresentados em conferências nacionais e internacionais. Se o estudo for bem sucedido, o nosso objetivo é alargar o modelo de transição a todos os centros de saúde que prestam cuidados de saúde a adolescentes e jovens adultos.

1.2. Declaração do problema

Segundo a ONUSIDA, em 2013, estimava-se que 2,9 milhões de crianças com menos de 15 anos viviam com o VIH na África Subsariana (ASS) (1). No Ruanda, em 2014, havia 17 270 crianças a viver com o VIH (2). Durante as duas primeiras décadas da epidemia de VIH, o VIH adquirido por via perinatal causou a morte precoce na infância (3), mas a introdução da terapia antirretroviral (TARV) em todo o mundo diminuiu significativamente a mortalidade pediátrica por VIH/SIDA (4). Como resultado, as crianças infectadas por via perinatal estão a sobreviver até à idade adulta, o que criou a necessidade de fazer a transição dos jovens infectados pelo VIH das clínicas pediátricas para os cuidados dos adultos (5). Os estudos anteriores sobre a transição dos cuidados de crianças com doenças crónicas centraram-se noutras doenças, como a diabetes, a fibrose cística e as doenças cardíacas; poucos se centraram especificamente no VIH, particularmente na ASS (6,7).

De acordo com a OMS, a adolescência é um período entre a infância e a idade adulta, com idades compreendidas entre os 10 e os 19 anos, e é uma fase de desenvolvimento caracterizada pela incapacidade de compreender a relação entre o comportamento e as consequências, o que os coloca em comportamentos de alto risco, como a toxicodependência ou o sexo sem proteção. A fase de jovem adulto precede a meia idade adulta e, de acordo com as fases de desenvolvimento humano de Erik Erikson, é uma pessoa com idade compreendida entre os 20 e os 39 anos.

A transição é um movimento planeado e intencional de adolescentes e jovens adultos com uma doença crónica dos cuidados de saúde centrados na criança para os cuidados de saúde centrados no adulto e é diferente da transferência, que é um movimento discreto para um contexto de cuidados de saúde diferente. A transição tem de promover a responsabilidade e a autonomia e responder às preocupações dos adolescentes e dos jovens adultos para um melhor sucesso (8)

A preparação para a transição é a forma como os doentes, a família e os prestadores de cuidados de saúde planeiam e iniciam o processo de transição, pondo em prática intervenções e/ou apoios(8,9). A preparação para a transição envolve os doentes, os pais e os prestadores de cuidados de saúde, preparando os adolescentes e as suas famílias com bastante antecedência para passarem dos cuidados pediátricos para os cuidados de adultos e ouvindo as opiniões dos adolescentes e, finalmente, preparando os serviços de adultos para os receberem. Qualquer avaliação e plano de transição deve aumentar a preparação para a transição ao longo do tempo (8).

A transição sem preparação para um ambiente de cuidados para adultos pode resultar no abandono dos cuidados médicos ou numa fraca adesão, com consequências mensuráveis em termos de morbilidade e mortalidade e de resultados sociais e educativos (10). A transição para os cuidados de saúde para adultos pode também causar ansiedade e preocupações por deixarem os seus actuais prestadores de cuidados pediátricos, que são frequentemente considerados como família. Os doentes e os prestadores de cuidados têm muitas vezes mais confiança e fé nos membros da equipa pediátrica, uma vez que estes os ajudaram a compreender melhor a sua doença, a ultrapassar o processo de revelação da doença e proporcionaram à família o apoio e a orientação a que se habituaram (6,11-13).

A maioria das clínicas para adultos é rotulada como "clínica de HIV" ou "clínica de doenças infecciosas" e tem menos anonimato e confidencialidade, o que pode fazer com que os adolescentes e jovens adultos se preocupem com o estigma, a discriminação, a marginalização e o isolamento social (11,1315). Em ambientes para adultos, os adolescentes e jovens adultos precisam de ter maior independência e autonomia, como marcar consultas, chegar a horas e tomar decisões médicas, e alguns receiam essa responsabilidade (6,14,15).

A falta de comunicação entre os prestadores de cuidados pediátricos e os adultos é outra barreira identificada, uma vez que os adolescentes e os jovens adultos raramente querem recontar a sua história clínica do VIH e esperam que os prestadores de cuidados tenham falado uns com os outros (16). A dificuldade em aceder a cuidados que respondam a todas as suas necessidades, incluindo a saúde mental e a educação para a saúde reprodutiva, no contexto dos cuidados para adultos, onde os serviços estão fragmentados, pode causar um agravamento dos comportamentos sexuais de risco e do abuso de substâncias (6,12,13).

Um serviço de transição específico, adaptado às necessidades de cada doença crónica, pode ter uma influência positiva nos cuidados de saúde e no desenvolvimento pessoal (16). O sucesso da transição de um sistema de saúde centrado na criança para um sistema de saúde orientado para o adulto depende da aquisição de competências por parte destes adolescentes e jovens adultos que lhes permitam gerir os seus cuidados de saúde (17).

1.3 Justificação do estudo

O Hospital Universitário de Kigali (CHUK) é um grande hospital terciário de referência com sede em Kigali, a capital do Ruanda, e é um dos hospitais-escola da Universidade do Ruanda. Como hospital terciário, é responsável pela supervisão dos hospitais distritais em 27 dos 42 distritos do país. A clínica pediátrica de VIH do CHUK segue atualmente 226 pacientes, dos quais 92 têm 15 anos ou mais; e entre esses 92, 16 (17%) têm 20 anos ou mais. A clínica pediátrica de VIH tem lugar no Centro de Excelência, o departamento pediátrico ambulatório, onde há outras crianças que vêm para outras condições clínicas. Isto pode reduzir o estigma de frequentar a clínica, uma vez que a clínica pediátrica de VIH não é identificada pelo nome, ao passo que as clínicas de VIH para adultos, na maioria dos locais, tendem a estar localizadas à parte de outras actividades clínicas. A clínica pediátrica de VIH do CHUK tem 4 prestadores de cuidados de saúde a cuidar dessas crianças. Todos os doentes têm de ser vistos por um médico uma vez por mês para um exame físico e para a reposição da medicação, e uma vez por ano é feita uma colheita de sangue para análise do CD4 e da carga viral. Na clínica, as crianças são divididas em grupos consoante a idade: 7 anos a 12 anos, 13 anos a 14 anos e 15 anos ou mais. Nestes grupos, as crianças recebem formação sobre o VIH, os ARV e os possíveis efeitos secundários, bem como sobre a importância de uma adesão rigorosa. Os prestadores de cuidados de saúde também organizam visitas ao domicílio para os doentes com mau acompanhamento. Isto é diferente do funcionamento da clínica para adultos, porque, por exemplo, na clínica de VIH para adultos do CHUK, os doentes são vistos por um médico de 3 em 3 meses e vão à farmácia mensalmente para reabastecer os medicamentos. Os jovens adultos que permanecem na clínica pediátrica podem não receber todos os cuidados adequados à sua idade, por exemplo, educação sobre saúde reprodutiva.

A clínica pediátrica de VIH tencionava transferir os adolescentes e jovens adultos para clínicas de adultos, começando pelos mais velhos. O nosso objetivo era avaliar a prontidão para a transição dos jovens adultos, uma vez que eram os primeiros a ser transferidos, e depois desenvolver uma lista de verificação da transição e um modelo de transição. Não existem atualmente programas ou protocolos de transição em nenhuma clínica pediátrica de VIH no Ruanda. Por conseguinte, existe uma lacuna que precisa de ser preenchida à medida que a população pediátrica do Ruanda com VIH amadurece para a idade adulta.

Muitos estudos tentaram identificar as questões específicas da transição dos jovens que vivem com VIH para os cuidados de saúde dos adultos. A saúde mental, a adesão à medicação, a saúde sexual, os seguros, o estigma, a revelação, o planeamento da vida, a comunicação entre os prestadores de cuidados e o fim de uma relação de longo prazo com o prestador de cuidados pediátricos foram todos identificados por vários estudos como questões importantes a abordar quando se desenvolve um plano de transição para adolescentes e jovens adultos (5,6,12,18,19). Como tal, existem recomendações sobre a conceção de ferramentas e protocolos para a transição destes doentes nos Estados Unidos da América (EUA) (17,18). Parte deste processo deve envolver o fornecimento de estratégias e educação sobre questões sociais importantes, como a revelação nas relações, seguros, educação e emprego (14,15,18). Deve esperar-se que os adolescentes e os jovens adultos aumentem as suas responsabilidades nos cuidados de saúde, tais como manter as consultas, ir buscar os medicamentos e tomar decisões médicas (13,15). A existência de uma clínica específica para adolescentes/transição com uma equipa multidisciplinar também foi identificada como sendo útil no processo (14,15). Isto também permite que o doente conheça o profissional adulto e desenvolva uma relação antes da transição e permite a comunicação entre os profissionais pediátricos e adultos (9,14,15,18). Manter o assistente social pediátrico envolvido durante os primeiros 1-2 anos após a transição também foi identificado como importante (14). Como descrito acima, existem poucos dados sobre os protocolos de transição ideais para os jovens que vivem com VIH na África Subsariana (15).

1.4. Questões de investigação

Em que medida estão os jovens adultos preparados para a transição dos cuidados da clínica pediátrica de VIH para a clínica de VIH para adultos?

1.5 Objectivos

1.4.1. Objetivo geral:

Este estudo teve como objetivo avaliar a preparação para a transição dos jovens adultos infectados pelo VIH que frequentam a clínica pediátrica de VIH do CHUK e desenvolver um protocolo de transição.

1.4.2. Objectivos específicos:

a. Avaliar a apropriação dos cuidados médicos por parte dos jovens adultos que frequentam a clínica de VIH do CHUK

b. Avaliar as percepções dos jovens adultos sobre a transição para a clínica de adultos

c. Avaliar a opinião dos prestadores de cuidados de saúde sobre a transição dos jovens adultos para a clínica de adultos

d. Desenvolver uma lista de controlo da transição e um modelo de transição

Chapter 2: MÉTODOS DE ESTUDO

2.1. Conceção do estudo

Trata-se de um estudo qualitativo prospetivo.

2.2. Contexto do estudo

O estudo foi efectuado no CHUK, um hospital de referência terciário sedeado em Kigali, a capital do Ruanda, e um dos hospitais-escola da Universidade do Ruanda. Como hospital terciário, é responsável pela supervisão dos hospitais distritais em 27 dos 42 distritos do país. Esses hospitais distritais enviam para o CHUK casos complicados, incluindo doentes seropositivos, e foi criado um Centro de Excelência, a clínica pediátrica do VIH, para receber e tratar esses doentes seropositivos. A clínica pediátrica de VIH do CHUK acompanha atualmente 226 crianças, das quais 92 têm 15 anos ou mais; e entre essas 92, 16 (17%) têm 20 anos ou mais. Uma equipa multidisciplinar dedicada, constituída por 4 prestadores de cuidados de saúde com formação, incluindo 1 médico, 1 enfermeiro, 1 assistente social e 1 psicólogo, gere estes doentes em colaboração com os pais biológicos ou familiares.

2.3. População do estudo

Jovens adultos infectados pelo VIH com idade igual ou superior a 20 anos que frequentam a clínica pediátrica de VIH do CHUK e prestadores de cuidados de saúde que cuidam destes jovens adultos. Neste estudo, incluímos os jovens adultos porque eram os mais velhos e os primeiros a fazer a transição e, de acordo com a definição da OMS, a faixa etária dos jovens adultos é de 20 a 39 anos.

2.4. Critérios de seleção

Todos os jovens adultos infectados pelo VIH com idade igual ou superior a 20 anos que frequentam a clínica pediátrica de VIH do CHUK foram contactados e convidados a participar no estudo e os que aceitaram comparecer na data escolhida foram incluídos no estudo.

Foram incluídos todos os prestadores de cuidados de saúde envolvidos na clínica do VIH e que aceitaram participar no estudo.

2.5. Recolha, tratamento e análise de dados

2.5.1. Registo de doentes

Os jovens adultos foram contactados por telefone para comparecerem numa determinada data para a entrevista; os que não compareceram foram excluídos do estudo. Os prestadores de cuidados de saúde foram convidados a marcar uma entrevista e os que aceitaram comparecer foram incluídos no estudo.

2.5.2. Recolha de dados

O investigador conduziu uma entrevista individual e aberta aos jovens adultos, com a duração de 20 minutos. As perguntas da entrevista centraram-se nos seus conhecimentos sobre a sua condição de saúde, sobre o seu regime de medicamentos e sobre o que pensam acerca da transição para a clínica de adultos e foram formuladas com base na revisão da literatura. Também realizámos entrevistas com os prestadores de cuidados de saúde, com a duração de 20 minutos, sobre o que pensam acerca da transição dos jovens adultos para a clínica de adultos. As entrevistas dos jovens adultos foram realizadas durante o mês de setembro de 2015 e as dos prestadores de cuidados de saúde foram realizadas em novembro de 2015.

2.5.3. Processamento e análise de dados

As entrevistas foram realizadas em Kinyarwanda, gravadas em áudio e depois transcritas. As transcrições foram traduzidas de Kinyarwanda para inglês pelo investigador. Utilizámos a abordagem da teoria fundamentada para a análise dos dados; fizemos a codificação e, em seguida, os códigos foram agrupados em conceitos e, depois, em categorias.

2.6. Considerações éticas

Este estudo foi efectuado depois de receber a aprovação ética do Conselho de Revisão Institucional (IRB) do CHUK e da Faculdade de Medicina e Ciências da Saúde da Universidade do Ruanda. Para participar no estudo, todos os participantes receberam um consentimento informado verbal e escrito. Todos os dados dos doentes foram mantidos confidenciais e a base de dados não continha quaisquer nomes de participantes.

Chapter 3: RESULTADOS

Realizámos entrevistas a catorze participantes, incluindo dez jovens adultos e quatro prestadores de cuidados de saúde. A partir da análise das respostas dos participantes, apresentamos de seguida os nossos resultados.

3.1. Características demográficas

Dez dos dezasseis jovens adultos estavam disponíveis para participar no estudo; outros seis não compareceram por se encontrarem na universidade. A idade média dos jovens adultos era de 21 anos (variação 20-24) e a maioria era do sexo masculino (Tabela 1). Apenas um participante vivia sozinho e metade vivia com um ou ambos os pais. Todos os participantes jovens adultos tinham recebido terapia antirretroviral durante pelo menos 5 anos.

Participaram no estudo quatro prestadores de cuidados de saúde da clínica pediátrica de VIH. Todos os quatro prestadores de cuidados de saúde eram do sexo feminino, incluindo um médico, uma enfermeira, um psicólogo e um assistente social.

Quadro 1: Características demográficas dos jovens adultos

Dados demográficos	**Número(percentagem)**
Idade média em anos	21.1 (20-23)
Género	
Masculino	6 (60%)
Feminino	4 (40%)
Condições de vida	

Com os pais	5 (50%)
Com familiares	4 (40%)
Sozinho	1 (10%)

3.2. Temas emergentes

A partir das respostas dos jovens adultos e dos prestadores de cuidados de saúde, identificámos quatro categorias principais e onze subcategorias de temas.

A primeira categoria foi a dos comportamentos de auto-gestão; a segunda foi a da prontidão para assumir responsabilidades; a terceira foi a das barreiras à transição e a quarta foi a da prontidão para a transição (Quadro 2).

Quadro 2: Temas emergentes

Categorias principais	Subcategorias
Comportamentos de autogestão	• Conhecimento percebido da doença • Conhecimento do regime medicamentoso, das dosagens e dos possíveis efeitos secundários • Responsabilidade na gestão do seu estado clínico
Disponibilidade para assumir responsabilidades	• Participação na gestão do tratamento • Envolvimento em comportamentos de alto risco
Barreiras à transição	• Medo de perder a relação com prestadores de cuidados de saúde

	• Medo de um novo ambiente • Medo de estigmatização na clínica de adultos
Preparação para a transição	• Criar uma clínica de transição • Visita à clínica de adultos • Perceção da preparação para a transição

1. **Comportamentos de autogestão**

Quase todos os jovens adultos tinham adquirido conhecimentos adequados sobre o VIH e sabiam que o VIH pode ser transmitido sexualmente. Poucos jovens adultos eram capazes de dizer o nome dos seus comprimidos ou a dosagem. Participar em grupos de apoio na clínica pediátrica de VIH foi uma vantagem, pois é nesses grupos que são ensinados sobre o VIH e os medicamentos.

a. **Conhecimento percebido da doença**

A maioria dos jovens adultos tinha conhecimentos sobre a sua doença, sendo capaz de descrever o que é o VIH, o modo de transmissão e a forma de o prevenir. Apenas três não souberam dizer o que é a carga viral. Os prestadores de cuidados de saúde disseram-nos que muitos adolescentes e jovens adultos tinham adquirido os conhecimentos necessários através de sessões de formação realizadas na clínica.

Um homem de 23 anos: "O VIH é um vírus que infecta o nosso corpo e diminui as células CD4 encarregadas de defender o nosso corpo, é transmitido por relações sexuais, objectos cortantes e partilha de sangue e pode ser evitado através da abstinência sexual ou da utilização de preservativo. As células CD4 são soldados encarregados de combater as doenças, a carga viral serve para controlar os vírus".

Um assistente social: "Os adolescentes mais velhos têm bons conhecimentos, especialmente quando estão num grupo de apoio, e penso que se podem sair bem na clínica de adultos e serão responsáveis, mas os que não estão num grupo de apoio terão algumas dificuldades".

Apenas um jovem adulto não era membro de um grupo de apoio. Os prestadores de cuidados de saúde referiram que é durante os grupos de apoio que ensinam os jovens adultos sobre o VIH, os medicamentos, os possíveis efeitos secundários e os benefícios de tomar bem os medicamentos.

Um médico: "... e está nesses grupos de apoio onde lhes ensinamos muito sobre o VIH/SIDA, o modo de transmissão e a prevenção; e a serem responsáveis pelos seus medicamentos".

b. **Conhecimento do regime medicamentoso, das dosagens e dos possíveis efeitos secundários**

Apenas três jovens adultos foram capazes de nomear o seu regime completo de medicamentos, cinco lembraram-se de um ou dois dos medicamentos e dois não se lembraram de nenhum. Todos foram capazes de indicar as dosagens e a frequência. Apenas três foram capazes de dizer os possíveis efeitos secundários dos seus medicamentos.

Uma mulher de 20 anos: "Estou a tomar Lamivudina, Kaletra e TDF; e bactrim, três comprimidos por dia às 21 horas, os possíveis efeitos secundários são olhos com iterícia".

2. **Disponibilidade para assumir responsabilidades**

Quase todos os jovens adultos escolhem eles próprios os seus medicamentos, com exceção de dois que, por vezes, mandam os pais, por exemplo, quando têm exames na escola. Os prestadores de cuidados de saúde aperceberam-se de que muitos jovens adultos são responsáveis pelos seus medicamentos.

a. **Responsabilidade na gestão do seu estado clínico**

Quase todos os jovens adultos vieram buscar os seus medicamentos e oito jovens adultos lembraram-se normalmente de tomar os seus medicamentos sozinhos. Os prestadores de cuidados de saúde verificaram que muitos são responsáveis em relação aos seus medicamentos, vêm buscá-los e não precisam que alguém os lembre de os tomar.

Uma mulher de 21 anos: "Costumo vir buscar os meus medicamentos à clínica e lembro-me sempre de os tomar. Faço parte de um grupo de apoio".

Um assistente social: "... muitos são responsáveis e capazes de tomar os medicamentos por si próprios. "

b. **Participação na gestão do tratamento**

Todos os jovens adultos participantes afirmaram conhecer a equipa de cuidados de saúde pediátricos, saber como os contactar em caso de dúvidas de saúde e sentir-se à vontade para fazer perguntas nas consultas. Os profissionais de saúde referiram que a maioria dos adolescentes e jovens adultos se sente à vontade com eles e que os procuram sempre que necessário.

Uma mulher de 20 anos: "Conheço a equipa de cuidados de saúde, sei como encontrá-los, tenho o número de telefone e agora sinto-me à vontade para fazer perguntas, mas antes recorria à Internet para obter respostas".

Um médico: "À medida que os vamos acompanhando, sentem-se à vontade para fazer perguntas, mesmo que isso possa estar envolvido nos seus problemas familiares".

c. **Envolvimento em comportamentos de alto risco**

Nenhum dos jovens adultos consumia álcool e drogas e compreendia porque é que isso era importante.

Um homem de 23 anos: "Não estou a consumir álcool, drogas e cigarros, porque podem danificar o meu fígado e também é pecado".

3. **Barreiras à transição**

Alguns jovens adultos e profissionais de saúde referiram algumas barreiras à transição, como o medo de perder a relação de longa data e o medo do estigma na clínica de adultos. Os prestadores de cuidados de saúde receiam que a transição possa ser demasiado precoce para alguns, uma vez que requer independência, o que alguns não demonstram.

a. **Medo de perder a relação com os prestadores de cuidados de saúde**

Três jovens adultos referiram que não querem fazer a transição dos cuidados de saúde porque receiam perder a relação com os prestadores de cuidados de saúde pediátricos e têm medo de iniciar uma nova relação na clínica para adultos. Um dos prestadores de cuidados de saúde expressou o receio de que alguns adolescentes e jovens adultos não se sintam confortáveis na clínica de VIH para adultos, uma vez que consideram os prestadores de cuidados de saúde pediátricos como pais.

Uma mulher de 21 anos: "... é difícil mudar de onde se está familiarizado e ir para uma clínica de adultos. Não quero ir para lá porque aqui estou familiarizada com os prestadores de cuidados de saúde, por isso vai ser difícil para mim familiarizar-me com os outros".

Um assistente social: "Porque estão a considerar os prestadores de cuidados de saúde como pais e não se sentem à vontade com um novo prestador. Mudar agora não vai ser fácil, especialmente para aqueles que têm menos de 19 anos".

b. **Medo de um novo ambiente**

Seis jovens adultos referiram que lhes será difícil fazer a transição dos cuidados de saúde porque frequentam a clínica pediátrica desde a sua juventude, embora soubessem que um dia isso iria acontecer. Os prestadores de cuidados de saúde referiram que a transição será difícil para alguns, pois podem não se sentir à vontade com os novos prestadores de cuidados de saúde.

Um homem de 20 anos: "Ouvi falar da mudança para a clínica de adultos, mas não a recebi bem porque mudar de um sítio onde se cresceu é muito difícil".

Uma enfermeira: "É difícil porque estão a considerar os prestadores de cuidados de saúde como pais e não se sentem à vontade com um novo prestador".

c. **Medo de estigmatização na clínica de adultos**

Quatro jovens adultos estavam preocupados com a privacidade na clínica para adultos e receavam ser estigmatizados, uma vez que possivelmente encontrariam pessoas do seu bairro na clínica. Os prestadores de cuidados de saúde sublinharam a questão de ter uma clínica para adultos com o rótulo "clínica do VIH", e de estar separada das outras clínicas, porque todos os que virem uma pessoa nessa clínica saberão imediatamente que ela é seropositiva.

Um homem de 21 anos: "... posso conhecer pessoas do meu bairro e elas podem começar a falar de mim, é por isso que quero ficar aqui".

Um médico: "... como muitos vivem em Kigali, têm de ir ao TRAC, a clínica de VIH para adultos. E as pessoas de fora, quando o virem lá, pensarão imediatamente que é seropositivo. Enquanto aqui, na pediatria, são misturados com outros que vêm para consulta e ninguém saberá porque é que estão aqui".

4. **Preparação para a transição**

A maioria dos jovens adultos mostrou que não está preparada para a transição de cuidados. Todos os prestadores de cuidados de saúde concordaram com a necessidade de fazer a transição dos adolescentes, especialmente dos jovens adultos, porque não são capazes de lhes oferecer todos os serviços necessários adaptados à sua idade. No entanto, tanto os jovens adultos como os prestadores de cuidados de saúde sugeriram que a criação de uma clínica de transição especial para adolescentes e jovens adultos pode ser melhor do que a transição imediata dos cuidados da pediatria para a clínica de adultos.

Um assistente social: "Queremos realmente que eles façam a transição porque nós, enquanto prestadores de cuidados de saúde, não nos sentimos à vontade para cuidar dos adolescentes e precisamos de formação sobre como cuidar dos adolescentes. Queremos que o Ministério da Saúde acelere o processo de transição para que os adolescentes possam receber os cuidados de que necessitam".

a. **Criar uma clínica de transição**

Três jovens adultos sugeriram que se iniciasse uma clínica especial para adolescentes na clínica pediátrica de VIH, em vez de se fazer a transição dos cuidados diretamente para a clínica de adultos. Isto também foi sugerido por todos os prestadores de cuidados de saúde, dizendo que uma clínica especial pode ser uma clínica de transição onde os adolescentes e os jovens adultos podem sentir-se mais confortáveis com a transição.

Um homem de 22 anos: ".... estar com pessoas que não pertencem à mesma categoria é difícil comunicar e envolver-se em tudo o que estão a fazer. O meu desejo é que haja uma clínica para jovens adultos e que não nos misturem com adultos".

Um assistente social: "Sugerimos *que se mudem para outro sítio, mas não para uma clínica de adultos, porque na idade deles não os podemos considerar adultos, por isso precisamos de uma clínica especial para eles".*

b. **Visita à clínica de adultos**

Alguns jovens adultos sugeriram começar por visitar a clínica de adultos e ver como funciona a clínica antes da transição. Uma enfermeira também sugeriu visitar a clínica de adultos antes da transição porque isso pode ajudar a compreender como funciona a clínica de adultos e estar preparada antes da transição.

Um homem de 21 anos: "A equipa de cuidados de saúde pode preparar-nos, deixando-nos visitar a clínica de adultos, ver como são oferecidos os serviços e, se possível, discutir com os doentes".

Uma enfermeira: "Outra sugestão é permitir-lhes visitar a clínica de adultos, ver como os serviços são oferecidos, e isto é muito importante, alguém da pediatria pode acompanhá-los e ver como são recebidos".

c. **Perceção da preparação para a transição**

Quando lhes foi perguntado se estavam prontos para a transição, apenas quatro referiram que estavam prontos e outros disseram que queriam continuar na clínica pediátrica.

Um homem de 20 anos: "... .quando conheci os adultos e descobrimos que são como nós e nos familiarizámos com eles, agora não há problema em fazer a transição, estou pronto para fazer a transição e estou à espera que nos digam quando devemos ir".

Dois queriam fazer a transição porque não se sentiam à vontade para estar com crianças na mesma clínica e os prestadores de cuidados de saúde referiram que alguns adolescentes, especialmente os jovens adultos, não se sentem à vontade para estar com crianças.

Uma mulher de 21 anos: "Sim, quero fazer a transição porque aqui há crianças e não me sinto à vontade para fazer perguntas por causa disso".

Um assistente social: "Imaginem uma pessoa de 25 anos sentada na sala de espera com uma criança de 5 anos, por isso esses adolescentes já não são crianças e será melhor se houver um local onde possam ser acompanhados, porque não podemos continuar a chamar-lhes crianças".

3.3. Lista de controlo e modelo de transição

Com base nas respostas dos participantes, identificámos as áreas em que os prestadores de cuidados de saúde têm de se concentrar antes da transição e desenvolvemos uma lista de verificação que queremos utilizar na clínica de VIH. A lista de verificação anexa (Figura 1) ficará no ficheiro do doente e em cada consulta os adolescentes serão avaliados quanto às competências que precisam de adquirir antes da transição. As partes sombreadas significam que a pergunta não é aplicável a esse grupo etário específico.

Com base nas recomendações de estudos efectuados nos EUA, especialmente o protocolo de transição 'Movin'out' (27), e nos resultados deste estudo, propusemos um modelo de transição. O modelo de transição em anexo (Figura 2) será testado na clínica pediátrica de VIH do CHUK e orientará os cuidados de transição dos adolescentes e jovens adultos da clínica pediátrica para as clínicas de adultos.

Figura 1: Lista de controlo da avaliação do grau de preparação

Nome: DATA DE	8-11 anos de idade	12-14 anos de idade	15-20 anos de idade

NASCIMENTO:						
Data de início: Data de Divulgação:	Discutido	Atingido	Discutido	Realizado	Discutido	Atingido
Conhecimento do estado de saúde						
Discutir a preparação da família para a revelação e ajudar na revelação.						
O que é o VIH?						
Quais são os modos de transmissão do VIH?						
Como é que se evita a propagação do VIH?						
O que são células T e qual é a sua contagem de CD4 mais recente?						
O que é uma						

carga viral? O que é a						
a sua carga viral mais recente?						
Regime e dosagem dos medicamentos						
Quais são os nomes dos seus medicamentos?						
Quais são as dosagens (número de comprimidos) dos seus medicamentos?						
Como toma os seus medicamentos (a que horas do dia? Têm de ser tomados com alimentos?)?						
Quais são os possíveis efeitos secundários dos seus medicamentos?						

Como obter mais dos seus medicamentos antes de os esgotar?						
Como é que se desloca para as suas consultas?						
Como é que lida com problemas na toma dos seus medicamentos (colégio interno, não divulgação, etc.)?						
Cuidados de saúde						
Tem um seguro de saúde?						
É capaz de identificar os membros da sua equipa de cuidados de saúde, quais são as suas funções e como contactá-los?						
Abstém-se de						

consumir álcool,						
drogas e cigarros e compreender porque é que isto é importante?						
Participa em algum grupo de apoio?						
Comunicação						
Sabe onde procurar respostas para as suas questões de saúde?						
Sente-se à vontade para fazer perguntas nas suas consultas?						
Saúde reprodutiva						
Sabe o que é uma DST e como pode afectá-lo?						
Tem						
compreender						

como é que a sua condição médica afecta a gravidez ou o nascimento de um filho?						
Planeamento da vida						
Tens pais?						
O que é que faz?						
Sabes o que queres fazer quando fores grande?						
Já ouviste dizer que um dia vais passar para a clínica de adultos?						
O que é que pensa sobre isto?						

Figura 2: Modelo de transição

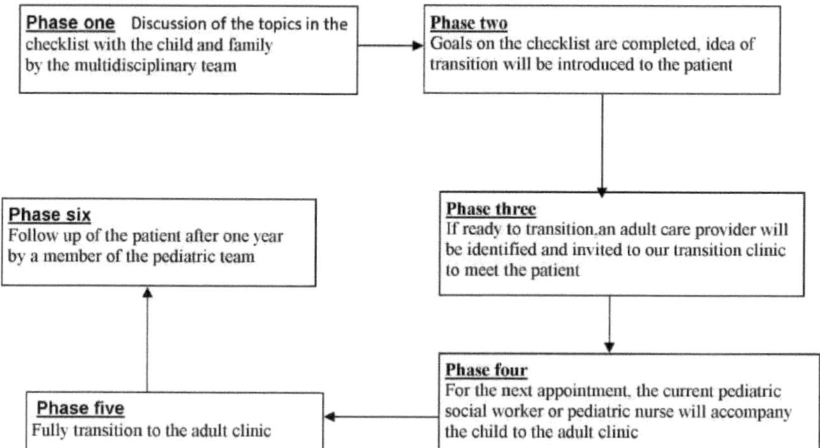
Phase one Discussion of the topics in the checklist with the child and family by the multidisciplinary team
Phase two
Goals on the checklist are completed, idea of transition will be introduced to the patient
Phase three
If ready to transition,an adult care provider will be identified and invited to our transition clinic to meet the patient
Phase four
For the next appointment, the current pediatric social worker or pediatric nurse will accompany the child to the adult clinic
Phase five
Fully transition to the adult clinic
Phase six
Follow up of the patient after one year by a member of the pediatric team

Chapter 4: DISCUSSÃO

No nosso estudo, verificámos que os jovens adultos tinham ganho autonomia mas ainda precisavam de mais informação sobre os seus medicamentos. Identificámos algumas barreiras à transição e os participantes propuseram formas de as ultrapassar. Foram identificados quatro temas principais: comportamentos de auto-gestão, prontidão para assumir responsabilidades, barreiras à transição e prontidão para a transição.

4.1. Comportamentos de auto-gestão

No nosso estudo, a maioria dos jovens adultos tinha conhecimentos sobre a sua doença, mas necessitava de conhecimentos adicionais sobre os seus medicamentos. Este facto é consistente com os resultados de outros estudos realizados nos EUA, onde se verificou que os adolescentes necessitavam de conhecimentos adicionais sobre os seus cuidados de saúde (14,15).

Os prestadores de cuidados de saúde pediátricos sobrestimaram o que os adolescentes estavam a aprender nos grupos de apoio. Nos grupos de apoio, os prestadores de cuidados de saúde discutem com os jovens adultos e adolescentes sobre o VIH/SIDA, os medicamentos e a razão pela qual é necessário aderir aos medicamentos ARV. Sem um bom conhecimento, especialmente sobre os seus medicamentos, os jovens adultos correm o risco de não aderir aos seus medicamentos na clínica para adultos. Os prestadores de cuidados de saúde pediátricos podem melhorar esta situação, certificando-se de que todos frequentam esses grupos de apoio e proporcionando formação contínua para que os jovens adultos possam adquirir as competências que lhes permitam ser independentes na gestão dos seus próprios cuidados de saúde.

4.2. Disponibilidade para assumir responsabilidades

No nosso estudo, muitos jovens adultos vinham regularmente buscar os seus medicamentos e lembravam-se de os tomar, o que é um sinal de responsabilidade e autonomia que é necessário na clínica de adultos. É necessário que haja cuidados centrados no indivíduo, em que a família não seja envolvida, de tal forma que, se ele/ela não for às consultas, os pais ou tutores não sejam chamados, como acontece na clínica pediátrica. A aquisição de independência foi vista como um benefício para uma transição bem sucedida num estudo realizado numa clínica de encerramento nos EUA (20). Com esta descoberta, temos esperança de que os jovens adultos tenham bons resultados clínicos, em comparação com estudos efectuados nos EUA, onde os resultados virológicos foram fracos entre os doentes em transição (12,21). As dificuldades em aderir aos medicamentos podem dever-se a diferentes razões, incluindo questões sociais e psicológicas ou falta de seguro (12). Os nossos jovens adultos não terão problemas em aceder aos medicamentos devido à falta de seguro porque o tratamento antirretroviral é gratuito no Ruanda. A adesão pode ser maximizada aumentando os conhecimentos dos jovens adultos sobre a doença e envolvendo-os na gestão dos seus cuidados de saúde.

4.3. Barreiras à transição

No nosso estudo, identificámos barreiras à transição dos cuidados, incluindo o medo da perda da relação com os prestadores de cuidados de saúde pediátricos, o medo de mudar para um novo ambiente e o medo da estigmatização. Isto é semelhante a outros estudos realizados em adolescentes com outras doenças crónicas, como a diabetes (22,23). Os prestadores de cuidados de saúde podem introduzir a ideia da transição para a clínica de adultos no início da adolescência, após a revelação total da infeção pelo VIH ao doente, e envolver os jovens adultos no planeamento da transição. A partir deste estudo, os jovens adultos e os prestadores de cuidados de saúde identificaram algumas intervenções que ajudarão a ultrapassar as barreiras identificadas, como a criação de uma clínica de transição na clínica pediátrica e/ou a visita à clínica de adultos antes da transição.

Alguns jovens adultos não se sentiram confortáveis com a transição para os cuidados de saúde para adultos porque receiam perder a relação de longo prazo construída na clínica pediátrica, à semelhança de vários estudos efectuados nos EUA, onde se verificou que os adolescentes estão preocupados com a perda da relação com os prestadores de cuidados de saúde pediátricos, que também têm dificuldade em deixá-los ir (6,7,10,12,19,24). Vários estudos realizados nos EUA e um realizado na África Subsariana identificaram que os prestadores de cuidados de saúde são considerados membros da família pelos doentes que acompanham há muitos anos, por vezes desde o nascimento, o que pode tornar a transição um desafio para ambos (6,7,11,12). E devido a essa forte relação, os adolescentes regressavam à pediatria após a transição para discutir questões sociais (6). Esta barreira pode ser abordada iniciando o processo de transição cedo, encorajando a independência através da educação em cada consulta e durante as sessões de grupo.

Outros jovens adultos receavam ser estigmatizados na clínica de adultos, porque muitas clínicas de adultos têm o rótulo de "clínica de VIH", pelo que as pessoas que os vêem entrar lá ou mesmo os doentes adultos do seu bairro podem saber que estão infectados. Isto é semelhante aos resultados de um estudo efectuado no Uganda, onde o estigma foi um dos desafios enfrentados pelos jovens adultos em transição (5,25). A estigmatização pode ter um impacto negativo nos cuidados de acompanhamento e na adesão à medicação, tal como demonstrado por um estudo efectuado em adolescentes no Ruanda (2). O medo do estigma também foi identificado em vários estudos em que os jovens adultos e os prestadores de cuidados de saúde estavam preocupados com a possível discriminação por parte de outros doentes ou prestadores de cuidados de saúde, o que pode acontecer na clínica de adultos, e os jovens adultos podem enfrentar a revelação indesejada do seu estado na clínica de adultos rotulada como "clínica do VIH" (6,11,12). Uma possível solução para este problema é criar uma clínica para adultos como a clínica pediátrica, onde a confidencialidade do doente é mantida, por exemplo, criando uma clínica de VIH onde se realizam outras consultas e não a rotulando de "clínica de VIH".

4.4. Preparação para a transição

Todos os prestadores de cuidados de saúde afirmaram que era realmente necessário os adolescentes e jovens adultos mudarem-se para a clínica de adultos porque os cuidados de saúde em pediatria não estão adaptados às necessidades dos jovens adultos, apesar de saberem que será difícil para alguns. Os estudos demonstraram que a mudança para os serviços de adultos é um acontecimento normal para os adolescentes e jovens adultos, uma vez que os prestadores de cuidados de saúde reconhecem que a pediatria pode já não ser o melhor local para eles (19,25). Não existe uma idade específica para o início da transição, mas os factores a considerar na escolha da idade apropriada incluem o estádio de desenvolvimento individual e a aquisição de competências de cuidados de saúde de cada doente (7). Tanto os prestadores de cuidados de saúde pediátricos como os adultos necessitam de formação sobre a transição de cuidados para o sucesso do processo de transição (26).

A avaliação da preparação para a transição deve ser incluída nos cuidados de rotina dos adolescentes, utilizando a ferramenta de preparação para a transição em cada consulta. As ferramentas de preparação para a transição podem ajudar a identificar as áreas em que os prestadores de cuidados de saúde têm de se concentrar na educação dos jovens adultos.

É necessário criar um protocolo de transição na clínica pediátrica para orientar o processo de transição dos adolescentes e jovens adultos com VIH para os cuidados dos adultos (21).

No nosso estudo, os prestadores de cuidados de saúde e os jovens adultos sugeriram que se iniciasse uma clínica de transição especial para adolescentes e jovens adultos, o que é semelhante a vários estudos efectuados nos EUA, onde muitos prestadores de cuidados de saúde recomendaram que se iniciasse uma clínica para adolescentes, concebida para tratar de questões psicossociais relacionadas com a sua fase de desenvolvimento (14,16,19,23,24,27). Além disso, a introdução de um prestador de cuidados de saúde para adultos na clínica para adolescentes foi destacada como benéfica pelos adolescentes em transição num estudo realizado no Reino Unido (10).

A idade adulta jovem é um período caracterizado pelo envolvimento em relações íntimas, em que muitos começam a pensar em ter filhos, mas receiam uma possível transmissão vertical aos seus bebés. Estar numa clínica pediátrica pode fazer com que esses jovens adultos não se sintam à vontade para fazer perguntas, especialmente no que diz respeito à saúde reprodutiva, uma vez que as crianças podem estar por perto, mas ao criar uma clínica especial na clínica pediátrica, que será uma ponte entre as clínicas pediátrica e de adultos, os adolescentes e os jovens adultos podem obter cuidados de saúde que abordem questões relacionadas com a sua fase de desenvolvimento (19,20). Na clínica pediátrica de VIH, os adolescentes e os jovens adultos têm sessões de grupo de apoio todos os meses - isto pode ser alterado para uma clínica de transição como parte do processo de transição. O nosso estudo também sugere que os prestadores de cuidados de saúde pediátricos necessitam de formação adicional em medicina do adolescente e saúde sexual, para que possam prestar cuidados de saúde sexual e reprodutiva a esses jovens adultos na clínica de adolescentes (7).

Alguns jovens adultos e prestadores de cuidados de saúde sugeriram que se iniciasse a transição visitando a clínica de adultos antes da transição dos cuidados para ver como funciona e ter a oportunidade de conhecer novos prestadores. Além disso, a permanência na clínica pediátrica estava a causar algum desconforto, uma vez que alguns jovens adultos não faziam perguntas devido à presença de crianças. Visitar a clínica de adultos antes da transição pode ser uma das soluções para o estigma temido, porque os jovens adultos podem interagir com alguns doentes adultos e/ou prestadores de cuidados de saúde adultos e as preocupações podem ser dissipadas (22). Os jovens adultos podem conhecer o prestador de cuidados de saúde para adultos, quer na clínica pediátrica quer na clínica para adultos, antes da transição, o que ajudará a criar uma nova relação e a diminuir a ansiedade.

No nosso estudo, a perceção da prontidão para a transição dos cuidados foi baixa, principalmente devido às barreiras acima referidas - medo de perder a relação com os prestadores de cuidados de saúde pediátricos, ansiedade por deixar o ambiente familiar para ir para uma clínica de adultos que não lhes é familiar e medo da estigmatização que podem enfrentar por serem vistos a frequentar a clínica de VIH para adultos. Isto é semelhante aos resultados de um estudo realizado na Austrália, onde os jovens adultos consideraram a transição como um desafio e sugeriram o envolvimento no processo de transição (20). Mas contradiz os resultados de um estudo realizado no Reino Unido, em que os adolescentes em transição referiram a transição como um acontecimento positivo resultante dos serviços de transição prestados, incluindo o encorajamento para desenvolver competências de gestão de adultos e o tratamento como indivíduo (16).

4.5. Próximas etapas

Depois de identificadas as barreiras a ultrapassar antes da transição e com base nas recomendações dos participantes no estudo, queremos formar os prestadores de cuidados de saúde pediátricos na lista de verificação da transição e no modelo de transição desenvolvido como resultado deste estudo, que será utilizado em cada consulta do adolescente. Também planeamos trabalhar em conjunto para desenvolver uma clínica de transição e começar a utilizar o modelo de transição para ajudar no processo de transição. Ao fim de um ano, estamos a planear fazer outro inquérito para ver se há alguma diferença. Finalmente, se houver algum paciente que tenha passado pela transição, avaliaremos os resultados nas clínicas para adultos após um ano de transição.

4.6. Limitações

O nosso estudo tem algumas limitações. Estamos a apresentar os resultados preliminares do nosso estudo, mas o estudo vai continuar. A lista de verificação e o modelo de transição serão testados para uma possível validação, uma vez que o nosso objetivo final é desenvolver um protocolo de transição que possa ser utilizado por outras instituições que prestam cuidados a adolescentes e jovens adultos infectados pelo VIH.

O número de participantes foi reduzido, uma vez que nem todos os jovens adultos participaram no estudo e os que não participaram poderiam ter fornecido informações diferentes.

Por último, existia a possibilidade de o viés de desejabilidade social afetar as respostas dos participantes.

Chapter 5: CONCLUSÃO e RECOMENDAÇÃO

5.1. Conclusão

Embora estejamos a apresentar os resultados preliminares da nossa investigação, podemos tirar algumas conclusões.

Com base na idade dos jovens adultos, seria de esperar que estivessem prontos e desejassem fazer a transição para a clínica de adultos. No entanto, a transição não deve ser dependente da idade, mas sim baseada nas competências individuais de gestão da doença, bem como na abordagem das possíveis barreiras à transição para que esta seja bem sucedida.

Verificámos que, apesar de os jovens adultos estarem a assumir a responsabilidade pela gestão dos seus cuidados de saúde, ainda necessitavam de conhecimentos adicionais relacionados com a sua doença e o regime de medicamentos. Identificámos potenciais barreiras à transição que têm de ser resolvidas antes da transição para a clínica de adultos.

A perceção da prontidão para a transição dos cuidados entre os jovens adultos foi baixa. Este facto pode ser resolvido se existir um protocolo de transição que ajude no processo. Além disso, os prestadores de cuidados de saúde manifestaram desconforto em cuidar de jovens adultos e poderiam beneficiar de formação adicional em medicina do adolescente.

Finalmente, a lista de verificação da avaliação do grau de preparação e o modelo de transição criados podem ser utilizados para orientar a transição dos adolescentes e jovens adultos para a clínica de VIH para adultos.

5.2. Recomendações

A partir deste estudo, recomendamos:

Para CHUK

- Formar os prestadores de cuidados de saúde que trabalham em clínicas de pediatria e de adultos com VIH sobre a transição para um melhor sucesso do processo
- Contribuir para a criação de uma clínica de transição para adolescentes e jovens adultos

Para o Ministério da Saúde

- Desenvolver um protocolo de transição que possa ser utilizado pelos prestadores de cuidados de saúde que tratam de adolescentes e jovens adultos

Aos investigadores

- Realizar um estudo nacional sobre adolescentes e jovens adultos acerca da transição de cuidados, o que ajudará a obter mais informações.

Referências:

1. OMS. Slides de epidemiologia do relatório de lacunas. 2014.

2. Mutwa PR, Van Nuil JI, Asiimwe-Kateera B, Kestelyn E, Vyankandondera J, Pool R, et al. Living Situation Affects Adherence to Combination Antiretroviral Therapy in HIV-Infected Adolescents in Rwanda: A Qualitative Study. PLoS One. 2013;8(4).

3. Persson A, Newman C. When HIV-positive children grow up: a critical analysis of the transition literature in developed countries. Qual Health Res. 2012 maio;22(5):656-67.

4. Penazzato M, Prendergast A, Tierney J, Cotton M, Gibb D. Eficácia da terapia antirretroviral em crianças infectadas pelo VIH com menos de 2 anos de idade (Revisão). Cochrane Database Syst Rev. 2012;(7):2-4.

5. Dowshen N, D'Angelo L. Health care transition for youth living with HIV/AIDS (Transição dos cuidados de saúde para jovens com VIH/SIDA). Pediatrics. 2011 Oct;128(4):762-71.

6. Valenzuela JM, Buchanan CL, Radcliffe J, Ambrose C, Hawkins LA, Tanney M, et al. Transição para serviços para adultos entre adolescentes com VIH infectados por comportamentos - Um estudo qualitativo. J Pediatr Psychol. 2011;36(2):134-40.

7. Pettitt E, Greifinger R, Phelps B, Bowsky S. Improving health services for adolescents living with HIV in sub-Saharan Africa: a multi-country assessment. Vol. 17, Revista Africana de Saúde Reprodutiva. 2013. p. 17-31.

8. Schwartz LA, Tuchman LK, Hobbie WL, Ginsberg JP. A social-ecological model of readiness for transition to adult-oriented care for adolescents and young adults with chronic health conditions. Child Care Health Dev. 2011;37(6):883-95.

9. Monaghan M, Hilliard M, Sweenie R, Riekert K. NIH Public Access. 2011;72(2):181-204.

10. Miles K, Edwards S, Clapson M. Transition from paediatric to adult services: experiences of HIV-positive adolescents (Transição de serviços pediátricos para serviços para adultos: experiências de adolescentes seropositivos). AIDS Care. 2004;16(3):305-14.

11. Gilliam PP, Ellen JM, Leonard L, Kinsman S, Jevitt CM, Straub DM. Acesso público ao NIH. outubro. 2008;141(4):520-9.

12. Wiener LS, Kohrt BA, Battles HB, Pao M. A experiência do VIH: Youth identified barriers for transitioning from pediatric to adult care. J Pediatr Psychol. 2011;36(2):141-54.

13. Dowshen N, D'Angelo L. Health care transition for youth living with HIV/AIDS (Transição dos cuidados de saúde para jovens com VIH/SIDA). Pediatrics . 2011;128(4):762-71

14. Sharma N, Willen E, Garcia A, Sharma TS. Attitudes Toward Transitioning in Youth With Perinatally Acquired HIV and Their Family Caregivers. J Assoc Nurses AIDS Care. Elsevier Ltd; 2014;25(2):168-75.

15. Newman C, Persson A, Miller A, Cama E. Bridging worlds, breaking rules:

Perspectivas dos clínicos sobre a transição de jovens com VIH adquirido no período perinatal para os cuidados de adultos num contexto de baixa prevalência. AIDS Patient Care STDS . 2014 Jul ;28(7):381-93.

16. Bundock H, Sc B, Fidler S, Sc B, Ph D, Clarke S, et al. Crossing the Divide : Transition Care Services for Young People with HIV - Their Views. 2011;25(8).

17. Academia Americana de Pediatria e Colégio Americano de Médicos, Grupo de Autoria do Relatório Clínico de Transições AA da FP. Transição de jovens infectados pelo VIH para os cuidados de saúde de adultos. Pediatrics . 2013;132(1):192-7.

18. Infecioso NYSD de HAI em CW o JHD de. Transição de Adolescentes Infectados pelo VIH para Cuidados de Adultos. 2012.

19. Vijayan T, Benin AL, Wagner K, Romano S, Andiman WA. We never thought this would happen: transitioning care of adolescents with perinatally acquired HIV infection from pediatrics to internal medicine. AIDS Care . 2009;21(10):1222-9.

20. Staa AL van, Jedeloo S, VanMeeteren J, Latour JM. Criança: Atravessar o abismo da transição: experiências e recomendações para melhorar os cuidados de transição de jovens adultos, pais e prestadores de cuidados. 2011;821-32.

21. Maturo D, Powell A, Major-Wilson H, Sanchez K, De Santis JP, Friedman LB. Transitioning Adolescents and Young Adults With HIV Infection to Adult Care: Pilot Testing the "Movin' Out" Transitioning Protocol (Teste piloto do protocolo de transição "Movin' Out"). J Pediatr Nurs. Elsevier Inc.; 2015;30(5):e29-35.

22. Fair CD, Sullivan K, Dizney R, Stackpole A. "It's Like Losing a Part of My

Family": Transition Expectations of Adolescents Living with Perinatally Acquired HIV and Their Guardians (Expectativas de Transição de Adolescentes que Vivem com HIV Adquirido Perinatalmente e Seus Tutores). AIDS Patient Care STDS. 2012;26(7).

23. Wiener L, Zobel M, Battles H, Ryder C. NIH Public Access. outubro. 2008;141(4):520-9.

24. Fair CD, Sullivan K, Gatto A. Melhores práticas na transição de jovens com VIH: Perspectivas dos prestadores de cuidados de doenças infecciosas pediátricas e de adultos. (dezembro de 2014):37-41.

25. Katusiime C, Parkes-Ratanshi R, Kambugu a. Transitioning behaviourally infected HIV positive young people into adult care: Experiências do ponto de vista do jovem. South Afr J HIV Med . 2013;14(1):20-3.

26. Sharma, Niraj; O'Hare, Kitty; Antonelli, Richard C; Sawicki GS. Transition Care (Cuidados de transição): Future Directions in Education, Health Policy, and Outcomes Research (Direcções futuras na educação, política de saúde e investigação de resultados). Acad Pediatr. 2014;14(2):120-7.

27. van Staa A, van der Stege HA, Jedeloo S, Moll HA, Hilberink SR. Readiness to transfer to adult care of adolescents with chronic conditions: exploration of associated factors (Prontidão para a transferência para os cuidados de adultos de adolescentes com doenças crónicas: exploração dos factores associados). J Adolesc Health . Elsevier; 2011 Mar;48(3):295-302.

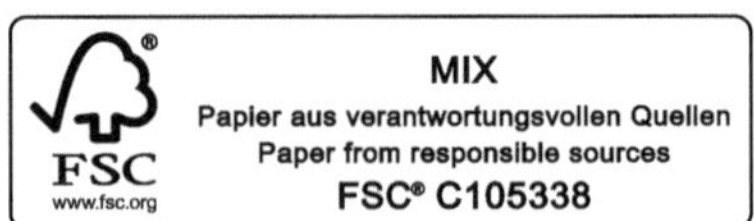

Printed by Books on Demand GmbH, Norderstedt / Germany